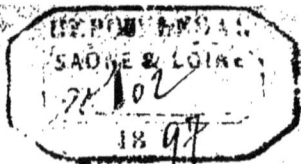

TYPHLITE & APPENDICITE

LEUR TRAITEMENT

PAR

LES EAUX DE CHATEL-GUYON

COMMUNICATION

FAITE AU CONGRÈS INTERNATIONAL D'HYDROLOGIE
Tenu à Clermont-Ferrand le 5 octobre 1896

PAR

Le Dr André CONCHON

Médecin consultant à Châtel-Guyon

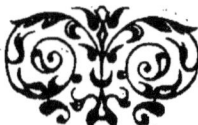

PARIS

MASSON ET Cie, ÉDITEURS

LIBRAIRES DE L'ACADÉMIE DE MÉDECINE
120, Boulevard Saint-Germain.

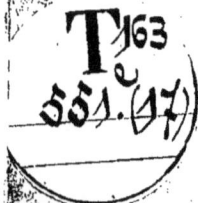

TYPHLITE & APPENDICITE

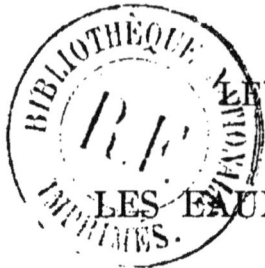

LEUR TRAITEMENT

PAR

LES EAUX DE CHATEL-GUYON

COMMUNICATION

FAITE AU CONGRÈS INTERNATIONAL D'HYDROLOGIE

Tenu à Clermont-Ferrand le 5 octobre 1896

PAR

LE Dr ANDRÉ CONCHON

Médecin consultant à Châtel-Guyon

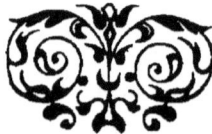

PARIS

MASSON ET Cie, ÉDITEURS

LIBRAIRES DE L'ACADÉMIE DE MÉDECINE

120, Boulevard Saint-Germain.

TYPHLITE & APPENDICITE

LEUR TRAITEMENT

PAR

LES EAUX DE CHATEL-GUYON

———————

Depuis quelques années, et surtout depuis la retentissante communication de M. le professeur Dieulafoy à l'Académie de médecine, l'ancienne typhlite classique tend à disparaître du cadre nosologique.

L'inflammation du cœcum, ainsi que semblent le démontrer les nombreuses interventions chirurgicales de ces dernières années, n'existe pas ; on aurait toujours affaire à une inflammation ou plutôt à une infection de l'appendice iléo-cœcal.

La conclusion de cette nouvelle théorie est que l'opération s'impose en présence du diagnostic confirmé d'appendicite.

Pour les cas suraigus, à symptômes généraux ou locaux d'emblée inquiétants, surtout lorsqu'ils surviennent en pleine santé, je crois que c'est la seule conduite à tenir.

Mais à côté de ces cas, en somme assez rares, il y en a d'autres où l'intervention chirurgicale ne s'impose pas du tout d'urgence. Ce sont ceux où l'appendicite a été précédée de constipation ou d'irrégularités dans les fonctions du gros intestin.

M. le Dr Jules Simon, avec sa grande compétence, a fort bien étudié les symptômes de ce qu'il a justement appelé la *période prémonitoire* de la typhlite et de la pérityphlite.

Quel est le médecin qui n'a pas constaté que lorsqu'elle se présente dans ces conditions, la typhlite est presque toujours curable par les moyens médicaux ?

Je dis à dessein *typhlite* et non *appendicite*, car je suis loin d'être convaincu que l'affection de l'appendice vermiculaire soit toujours primitive.

Évidemment, l'inflammation gagne toujours l'appendice, mais secondairement, en tant que partie constitutive du cœcum. Dans la *typhlite stercorale*, par exemple, que se passe-t-il ? L'atonie du cœcum permet l'accumulation dans sa cavité de matières durcies qui irritent mécaniquement la muqueuse comme de vrais corps étrangers. Des fermentations microbiennes ne tardent pas à se produire et à amener une infection du cul-de-sac cœcal avec ulcérations, menaces de perforation, etc...

L'appendice, par sa situation même, ne saurait échapper à ce processus. C'est même dans sa cavité que l'infection prend son maximum d'intensité et que les complications péritonéales sont surtout à redouter.

L'oblitération ou le simple rétrécissement inflammatoire de l'orifice appendiculo-cœcal ont pour effet d'exalter la virulence des microbes qu'ils renferment, ainsi que cela a été démontré expérimentalement. C'est ce qui a fait dire à M. le professeur Dieulafoy que l'appendicite était toujours le résultat de la transformation en *cavité close* du canal *appendiculaire*.

En résumé, l'inflammation du cœcum débute presque toujours, et l'appendicite peut être considérée comme le terme ultime de la typhlite. C'est elle qui apporte tout le danger et dont les reliquats inflammatoires sont les plus longs à disparaître et constituent une menace perpétuelle de rechute.

Le traitement médical par les antiphlogistiques, les évacuants, les antiseptiques intestinaux, etc., donnent une proportion de guérisons au moins aussi grande sinon supérieure à l'intervention chirurgicale qui est loin d'être exempte de danger. Celle-ci doit être réservée pour les cas où les phénomènes d'infection générale ou les menaces de perforation péritonéale en indiquent l'urgence.

APPENDICITE CHRONIQUE

OU A RÉPÉTITION

Après la disparition des phénomènes aigus, on trouve un noyau induré dans la fosse iliaque droite, les parois du cœcum restent épaissies ; l'appendice augmenté de volume est sensible à la palpation, souvent à la marche.

L'atonie intestinale est plus grande qu'avant la maladie, les évacuations plus irrégulières. Il reste, soit dans le cœcum, soit dans l'appendice, des germes septiques qui n'attendent qu'un moment de défaillance de l'organisme pour amener une récidive souvent plus grave que la première atteinte.

Certains malades ont ainsi, à la suite du moindre écart de régime, une crise d'appendicite qui peut ne durer qu'un jour ou deux et être sans gravité, de même qu'elle peut avoir les plus redoutables conséquences.

Assez souvent, cet état chronique s'installe d'emblée sans avoir été précédé de maladie aiguë, mais toujours à la suite de mauvais fonctionnement de l'intestin. Ces malades accusent un peu de sensibilité de la région cœcale, et l'on trouve à l'examen du ventre un empâtement profond où il est rarement possible de distinguer nettement l'appendice iléo-cœcal.

Quelle conduite tenir en pareil cas ? Les tendances actuelles sont plutôt chirurgicales. Dès que le diagnostic d'appendicite est posé, on propose la résection de cet organe inutile et dangereux. Mieux vaut, dit-on, se résoudre à opérer, que de laisser au flanc du patient une flèche empoisonnée qui peut amener la mort par péritonite par perforation, ou même par septicémie suraiguë. Il y a du reste avantage à opérer à froid, le succès de l'intervention étant plus certain que pendant les poussées inflammatoires.

Ce raisonnement est d'une logique séduisante. Mais d'une part les dangers de la flèche empoisonnée sont loin d'être aussi grands qu'on l'affirme, et d'autre part l'opération ne présente pas toute la bénignité qu'on lui attribue. Je pourrais citer plusieurs malades, opérés dans ces conditions, et morts des suites de la laparotomie.

Le vrai traitement rationnel est celui qui s'adresse à l'affection intestinale, cause première des accidents.

Il faut faire de l'antisepsie intestinale, régulariser les évacuations et rendre à l'intestin sa tonicité par l'usage presque quotidien de l'Eau de la source Gubler à domicile ; user largement des révulsifs s'il reste des exsudats inflammatoires, et, dès que la saison le permet, venir demander à une cure aux *Eaux de Châtel-Guyon* la guérison définitive.

Le nombre des malades qui affluent depuis quelques

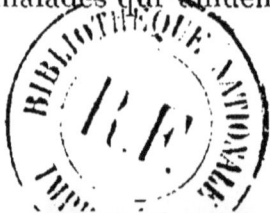

années à Châtel-Guyon avec le diagnostic d'appendicite est considérable. Le plus souvent, le chirurgien leur a proposé l'opération comme le seul moyen de guérison et presque tous sont repartis guéris en une seule cure, ou tellement améliorés que toute idée d'opération sanglante doit être écartée.

Les exemples que j'en ai vus sont si frappants que je ne crains pas d'émettre cette proposition :

Tout malade atteint de typhlite ou d'appendicite chronique ne doit être opéré, sauf les cas d'urgence ou d'indication spéciale, qu'après avoir tenté une cure à Châtel-Guyon; car, après celle-ci, dans la plupart des cas, l'intervention chirurgicale deviendra inutile.

Si, après une cure bien dirigée, les accidents récidivent, il sera toujours temps d'intervenir.

En d'autres termes, la cure de Châtel-Guyon doit être considérée comme la pierre de touche devant séparer les cas justiciables de la chirurgie de ceux qui sont curables par le simple traitement hydro-minéral.

Mode d'action des Eaux de Châtel-Guyon dans la typhlite et l'appendicite chroniques.

Sous l'influence des sels contenus dans l'Eau de Châtel-Guyon et notamment du *chlorure de magnésium* (1 gr. 56 par litre), les tuniques musculeuses de l'intestin reprennent leur tonicité, les sécrétions glandulaires sont rétablies et en quelques jours les fonctions du gros intestin reprennent leur régularité. Ainsi se trouve écarté tout danger d'accumulations stercorales dans le cœcum et, par suite, de fermentations putrides, qui sont les causes principales de l'appendicite.

Il n'est pas douteux que le rétablissement du fonctionnement physiologique du gros intestin ne mette les malades à l'abri des récidives.

Or, ce résultat ne peut être obtenu que par les eaux de Châtel-Guyon qui sont seules réellement déconstipantes, ou mieux régulatrices de l'intestin, car les diarrhées consécutives à certaines atonies intestinales ou à des entérites chroniques cèdent merveilleusement à leur action bien dirigée.

On voit trop, en général, dans l'Eau de Châtel-Guyon un vulgaire purgatif. Cet effet purgatif ne se produit que sur les intestins sains et encore est-il très variable. Dans les cas qui nous occupent, loin de le rechercher, il faut le redouter. Très souvent même, le premier résultat obtenu est l'exagération de la constipation qui résiste souvent une dizaine de jours à l'action du traitement. Mais, à l'inverse des laxatifs ordinaires qui donnent un résultat immédiat parfait et une constipation plus opiniâtre pour le lendemain, la cure rétablit les fonctions intestinales par une action, souvent lente, mais profonde et durable. Ses bienfaits se feront sentir pendant plusieurs mois et quelquefois plusieurs années après, car en même temps que l'état local, l'état général aura subi la

plus heureuse influence de l'action tonique et reconsti-
tuante de ces *eaux chlorurées et ferrugineuses*. C'est
donc par la suppression des causes de ces affections que
s'explique leur action curatrice de la typhlite et de l'appendicite chroniques.

L'action puissamment résolutive des bains à eau courante et des douches locales hâte la résorption des exsudats inflammatoires qui empâtent la fosse iliaque et fait
disparaître les derniers vestiges de la maladie.

DISCUSSION ET OBSERVATIONS

Depuis la communication de cette note au congrès d'hydrologie de Clermont-Ferrand (5 oct. 1896) d'intéressantes discussions au sein des principales sociétés savantes sont venues éclairer la pathogénie de l'appendicite.

La théorie de la transformation du canal appendiculaire en vase clos, comme origine de tous les accidents, a eu d'ardents défenseurs en MM. Brun, Rontier, Pozzi, etc. (Société de chirurgie, 30 déc. 1896.)

Mais un grand nombre de médecins et de chirurgiens voient dans l'appendicite une maladie secondaire aux affections du cœcum et sont moins exclusifs dans l'explication de sa pathogénie.

M. Reclus [1] rejette absolument la théorie du vase clos pour lui substituer celle de la *stagnation* dans le cœcum et dans l'appendice, diverticule d'un diverticule, qu'il compare à une *fistule borgne interne*. Il divise les appendicites en trois groupes :

1. Société de chirurgie (9 décembre 1896).

1° Celles qui sont dues à des corps étrangers ;

2° Appendicites dues à une infection générale des tissus lymphoïdes, les follicules clos y participant et leur infection revêtant une gravité spéciale en raison de la *stagnation* dans la cavité appendiculaire ;

3° *Appendicites consécutives à une affection des voies digestives* : entérites, entéro-colite, dysenterie, fièvre typhoïde, etc.

Ce dernier groupe est le seul dont nous ayons à nous occuper, car seul il fournit les cas chroniques relevant du traitement hydro-minéral. Les deux premiers rentrent en effet dans les cas suraigus du domaine de la chirurgie.

M. Lucas-Championnière[1] insiste sur la difficulté du diagnostic de l'appendicite, à laquelle les chirurgiens sont trop enclins à rapporter tous les empâtements douloureux de la fosse iliaque. Pour lui, la théorie du vase clos ne supporte pas l'examen. « L'appendicite, dit-il, n'est qu'un *épiphénomène de l'engouement stercoral* auquel se surajoute l'infection microbienne. Aussi la voit-on succéder à la *fièvre typhoïde*, à l'*entéro-colite*, à la *typhlite*, en un mot à une *infection intestinale, préexistante.* »

Dans la même séance de la Société de chirurgie, M. Félizet estime que très souvent la *typhlite et la péri-typhlite* sont en cause. Il cite deux cas de typhlite et de

1. Société de chirurgie (23 décembre 1896)..

pérityphlite suppurées, classiques, dans lesquels l'appendice a été trouvé absolument sain.

A la Société médicale des Hôpitaux[1], MM. Rendu et Mathieu font ressortir la coïncidence fréquente de l'appendicite avec la colite muco-membraneuse et les entérites chroniques accompagnées de diarrhée, qui serait plus fréquente, dans les antécédents, que la constipation (Le Gendre).

Il ressort de ces diverses citations que la pathogénie et l'étiologie sont encore fort controversées. On voit qu'il est prématuré de vouloir supprimer totalement la typhlite au profit de l'appendicite.

D'autre part, il est acquis que cette dernière, loin d'être toujours primitive, est le plus souvent secondaire aux diverses affections intestinales, telles que : entérites avec diarrhée ou constipation, colite muco-membraneuse, fièvre typhoïde, engouement stercoral et typhlite.

Or, toutes ces affections ressortissent directement du traitement hydrominéral de Châtel-Guyon qui est, de ce fait, le véritable traitement étiologique et prophylactique de l'appendicite chronique.

Parmi les nombreux cas de guérison observés depuis quelques années, je n'en résumerai qu'un seul, car il fait ressortir à la fois et le danger de l'intervention chirurgicale et l'efficacité des eaux de Châtel-Guyon :

Mlle X, âgée de 12 ans, est prise en pleine santé d'une crise d'appendicite aiguë. On l'opère dans les 48 heures

1. Séance du 29 janvier 1897.

et elle meurt 12 heures après l'opération sans qu'on ait trouvé d'autre lésion qu'un peu de congestion de l'appendice(?).

Six mois après, sa sœur, âgée de 8 ans, ayant souffert de l'intestin dès la plus tendre enfance, se plaint d'une douleur du flanc droit.

On diagnostique une appendicite et conseille l'opéraration d'urgence. La famille provoque une consultation qui admet un simple engouement du cœcum et rejette l'intervention chirurgicale.

L'enfant est envoyée à Châtel-Guyon en juillet 1896. Après une dizaine de jours de traitement consistant en 100 à 150 gr. d'Eau et bains à eau courante, les fonctions intestinales se régularisent, l'empâtement de la région cœcale diminue et après une cure de 25 jours, l'enfant quitte Châtel-Guyon guérie de son engouement cœcal et avec une amélioration de ses fonctions digestives qui ne s'était pas démentie lorsque j'ai eu de ses nouvelles deux mois après la cure.

De telles observations se passent de commentaires et il serait facile de les multiplier.

CONCLUSIONS

1º L'appendicite, hors les cas de corps étrangers ou de calculs, est le plus souvent consécutive à une affection intestinale.

De même que la typhlite dont elle n'est presque toujours que le terme ultime, elle ne comporte que rarement l'intervention chirurgicale et est en général curable par les moyens médicaux.

2º Les Eaux de Châtel-Guyon, en s'adressant spécialement aux affections de l'intestin, causes premières de la typhlite et de l'appendicite chroniques, constituent le vrai traitement étiologique et prophylactique de ces maladies.

Leur emploi judicieux rend le plus souvent inutile toute intervention chirurgicale.

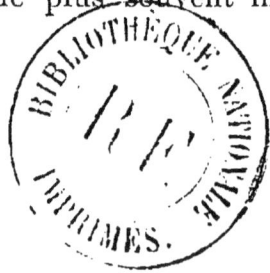

MACON, PROTAT FRÈRES, IMPRIMEURS.